COMO PERDER GRASA CORPORAL Y MANTENER TU PESO

BAJAR KILOS SIN EFECTO REBOTE, ELIMINA GRASA ABDOMINAL Y DE PIERNAS, QUEMA CALORÍAS RÁPIDAMENTE DE MANERA NATURAL

Jessy M. Brown

Índice

Introducción

Perder peso no se puede lograr en un abrir y cerrar de ojos. Antes de alcanzar su meta principal, usted tiene que dar pasos precisos y deshacerse de su estilo de vida poco saludable. Dependiendo de sus esquemas preferidos, perder peso puede ser fácil o complicado.

La pérdida de peso requiere una reducción en el consumo de calorías. La mayoría de las personas tratan de reducir el peso a través del ejercicio o la dieta.

Cada persona tiene su propia razón por la que opta por perder peso. Algunos de ellos desean desarrollar su confianza en sí mismos o parecen más atractivos, mientras que otros sólo quieren mantenerse sanos y en forma. Cualesquiera que sean las razones que tengas, no hay nada de qué preocuparse.

Lograr un cuerpo y peso perfectos se puede hacer sin practicar ningún procedimiento complicado. Se trata de cómo te controlas y te motivas para llevar un estilo de vida saludable.

Para saber más sobre la pérdida de peso y el mantenimiento, este libro le servirá como una guía definitiva. A través de esto, usted tiene la oportunidad de reconocer sus hechos fundamentales. Por lo tanto, empiece a leer este libro y empiece a mejorar su condición de peso y su estilo de vida.

La realidad de la perdida de peso

Ya sea que quieras mantenerte en forma, cambiar tu cuerpo a uno perfecto o parecer más sexy, tienes que entender todo el concepto de pérdida de peso. Si usted lee regularmente las noticias de salud, probablemente reconocerá que el índice de obesidad tiende a aumentar. Esta alarmante condición ha despertado a los profesionales de la salud y a las organizaciones. Como resultado, están proporcionando consejos y soluciones adecuadas para resolver este problema. Sin embargo, la ayuda de estas agencias de salud no es suficiente.

Si realmente quieres reducir tu peso, tienes que ayudarte a ti mismo. Usted tiene que ser más consciente con su estilo de vida y sus actividades diarias.

La pérdida de peso se refiere a una

reducción de la masa corporal total caracterizada por una pérdida de músculo esquelético y grasas corporales. Este término viene en dos tipos:

- Pérdida de peso intencional - Cuando una persona reduce intencionalmente su peso, a menudo planifica una dieta o un programa de entrenamiento. Estos programas están diseñados para perder una cierta cantidad de peso en un corto período de tiempo.

- Pérdida de peso involuntaria - La pérdida de peso puede ser accidental si una persona está sufriendo de cualquier problema de salud no tratado. Los ejemplos típicos de esto son la diabetes, el estrés, la ansiedad y mucho más.

Como afirman los expertos, perder peso ofrece múltiples beneficios. Además de una apariencia impresionante, usted también tiene la oportunidad de vivir por más años. Las personas obesas a menudo sufren de múltiples enfermedades como diabetes, hipertensión, enfermedades cardíacas y cáncer.

> ## *Consideraciones y consejos sobre la pérdida de peso*

Incluso si opta por bajar de peso instantáneamente, es esencial evitar las dietas de choque, las dietas de moda, el ayuno frecuente y otras medidas de pérdida de peso intensa. Estos planes pueden ponerlo en riesgo de tener problemas de salud.

Por ejemplo, las personas que usan laxantes mientras hacen dieta pueden desarrollar deshidratación, problemas renales, problemas cardíacos y daño intestinal.

La mejor manera de perder más peso es hacer una dieta que cubra alimentos saludables adecuados. Esto puede ayudar a mantener la función del cuerpo mientras se reducen los kilos de peso. Antes de hacer cualquier actividad o participar en cualquier programa, asegúrese de consultar con su nutricionista o médico.

Al hacer un plan de pérdida de peso, siempre debe incluir el ejercicio adecuado. Además de quemar calorías a través de la actividad física intensa, el entrenamiento regular desarrolla un metabolismo en reposo. Por lo tanto, puede ayudar al cuerpo a quemar más calorías mientras realiza actividades ordinarias.

¿Cómo controlar el peso corporal?

No todas las personas saben cómo perder peso. A veces, sólo dependen de varios programas que tienen como objetivo reducir más grasa corporal y lograr una figura perfecta. Antes de comenzar a reducir su grasa, debe entender primero los hechos fundamentales del control de peso.

El control de peso se define como un enfoque duradero de un estilo de vida saludable. Abarca un equilibrio entre el ejercicio físico y la alimentación sana para vincular la ingesta de energía y el gasto energético. Comprender las necesidades de su cuerpo es esencial para el control de peso. También puede controlar el consumo excesivo o insuficiente de alimentos.

Los nutricionistas afirman que el control

del peso no cubre las dietas de moda. A menudo se centra en los resultados a largo plazo seguidos por el mantenimiento del peso corporal. Si usted controla su peso, puede lograr no sólo una figura perfecta, sino también prevenir enfermedades crónicas.

➢ *Métodos de control de peso*

El control de peso viene en múltiples métodos. Algunos son fáciles de seguir, mientras que otros necesitan una supervisión constante y una aplicación estricta. Para obtener más detalles acerca de estos esquemas, aquí están algunos de sus diversos métodos que usted debe conocer:

- Más ingesta de proteínas - Los especialistas en alimentos afirman que la ingesta de proteínas en el desayuno tiene un mayor efecto en comparación con las comidas posteriores. También tiene un mayor efecto termogénico que las grasas y los carbohidratos. Si usted consume

alimentos ricos en proteínas durante el desayuno, esto ayuda a aumentar la actividad del glucagón.

- Use platos más pequeños - A través del uso de platos más pequeños, le ayuda a consumir porciones más pequeñas de alimentos. Por lo tanto, se observan oportunidades de consumir menos calorías. Si sigues usando platos más grandes, siempre estarás tentado a consumir porciones más grandes y eso lleva a un aumento de peso.

- Consumir alimentos bajos en calorías - Una disminución promedio en la ingesta de calorías siempre lleva a una pérdida de peso lenta. Se recomienda encurtir lechuga, brócoli, toronja, coliflor y otros alimentos bajos en calorías.

- Comer más alimentos lácteos - La mayoría de los nutricionistas afirman que el consumo de productos lácteos puede reducir la grasa corporal. Esto sucede porque una mayor cantidad de calcio en la dieta desarrolla la cantidad de energía y grasa que se elimina del cuerpo.

- Deje de tomar refrescos o bebidas azucaradas - Uno de los principales factores que contribuyen al aumento de peso son las bebidas azucaradas. Incluso si estas bebidas son deliciosas y parecen inofensivas, las bebidas carbonatadas consisten en una gran cantidad de calorías. Para evitar las calorías, siempre debe beber más agua. Los expertos sugieren el consumo de ocho a diez vasos de agua regularmente.

- Dormir Adecuadamente - Ya que la mayoría de las personas están ocupadas haciendo sus actividades personales, a menudo descuidan practicar hábitos de sueño adecuados. Si usted duerme a tiempo, ayuda a aumentar el metabolismo y alivia el estrés del cuerpo. Estos aspectos están relacionados con la pérdida de peso y el metabolismo rápido.

Con su comprensión sobre estos

esquemas, usted puede hacer los métodos que ayudarán a reducir la grasa y mantener un estilo de vida saludable.

Las dietas de moda

Todas las personas que desean reducir la grasa corporal están dispuestas a probar varias dietas que han visto en populares programas de entrevistas de televisión, revistas o libros. La mayoría de estas dietas prometen proporcionar resultados perfectos y rápidos. En la actualidad, estas dietas se conocen como "dietas de moda". ¿Cuáles son estas dietas de moda y qué tan efectivas son?

Las dietas de moda se refieren a cualquier programa o plan de dieta que afirme haber descubierto los últimos secretos para perder peso. Estas dietas son cada vez más conocidas porque prometen un resultado rápido, ofrecen procedimientos fáciles y son asequibles.

La mayoría de las dietas de moda se basan en manipulaciones de macronutrientes. Consisten en una ingesta baja en calorías para obtener sus efectos de pérdida de peso. Además, no están respaldados por una investigación científica rigurosa y pueden ser perjudiciales para su salud. Algunas dietas de moda restringen la ingesta total de energía. También reducen la ingesta de carbohidratos para una rápida pérdida de peso.

Las 3 dietas de moda que realmente funcionan

Si está dispuesto a practicar dietas de moda, debe saber qué tipos de dietas funcionan y cuáles no. Para una guía adicional, aquí están las tres dietas de moda que realmente funcionan:

1. Limonada Master Cleanse Diet - Los estudios han demostrado que hay celebridades que practican este plan. Esta dieta incluye el consumo exclusivo de limonada limpiadora a base de limones, agua, jarabe de arce y pimienta de cayena. En comparación con otros métodos, es bastante difícil, ya que no es necesario comer ningún alimento.

2. Dietas bajas en calorías y grasas - Esta dieta viene con un bajo consumo de calorías. También lleva a la pérdida de peso, pero necesita seguir métodos estrictos. Sin embargo, las personas que practican esta dieta necesitan controlar su ingesta diaria de alimentos. Si no, fácilmente pueden aumentar de peso.

3. Las dietas altas en proteínas y bajas en carbohidratos - La más conocida dieta alta en proteínas y baja en carbohidratos es la dieta Atkins. Favorece la eliminación integral de los hidratos de carbono. Por lo tanto, ofrece una pérdida rápida de peso y una condición corporal saludable.

Algunas personas creen que las dietas de moda son bastante perjudiciales para su salud. Sin embargo, no siempre es así. Es simplemente cómo elegir la mejor dieta de moda disponible en el mercado. Si usted está planeando practicar cualquier dieta de moda, espere que obtendrá los beneficios siguientes:

- Motivación - El último reto de perder peso es mantenerse motivado. Si usted cambia sus hábitos de ejercicio y alimentación, necesita un gran compromiso. A veces, cuando usted ha notado que los resultados son demasiado lentos, puede sentirse desanimado o frustrado. Sin embargo, si continúa el proceso, notará que está reduciendo más grasa y tiene el cuerpo perfecto que deseaba obtener.

- Ofrece buena salud - Las dietas de moda como las dietas crudas eliminan todos los alimentos que son procesados o cocinados. También se centran en el consumo de verduras y frutas frescas. La dieta Atkins, por otro lado, ayuda a reducir la ingesta de carbohidratos. La clave fundamental para lograr una buena salud es consumir varios alimentos ricos en vitaminas y nutrientes.

- Conciencia - Una dieta de moda puede hacer que te sientas activo o con energía. Cualquiera que sea el tipo de dieta de moda que opte por practicar, siempre debe ser consciente de los diferentes alimentos que necesita comer. También sabrá qué alimentos son perfectos para su condición corporal y cuáles no.

Con gran información acerca de estas dietas de moda, usted puede decidir fácilmente cuál de ellas se ajusta a las necesidades de su condición corporal saludable. Después de encontrar las mejores dietas, asegúrese de seguir cada paso y ser consciente de su estilo de vida diario.

Todo acerca de los ejercicios

El ejercicio y la pérdida de peso giran en torno a una sola palabra: calorías. Aunque la gente necesita alimentos para sobrevivir, siempre hay una limitación. Digamos, por ejemplo, que el consumo excesivo de carbohidratos no es aconsejable. Para quemar más grasas, necesita practicar un par de ejercicios. Ya sea que desee una rutina suave o intensa, siempre debe seguir sus procedimientos.

Un ejercicio ideal para perder peso incluye una combinación de entrenamiento con pesas y ejercicios aeróbicos. Los expertos afirman que si una persona sigue haciendo ejercicios diarios, tiene más posibilidades de mantener el peso durante más tiempo y lograr una condición corporal más saludable.

Debido a que hay varios ejercicios para bajar de peso, a algunos de ustedes les puede resultar difícil elegir uno. Para resolver este problema, aquí están los pocos métodos de entrenamiento que debe seguir:

- Ejercicios aeróbicos - Este es un tipo de ejercicio que desarrolla la respiración y la frecuencia cardíaca durante un período continuo y sostenido. Los ejemplos típicos de este ejercicio incluyen nadar, andar en bicicleta, dar pasos y caminar. Para obtener mejores resultados, puede hacer al menos dos o tres ejercicios al día.

- Ejercicios cardiovasculares con equipo - Las máquinas pueden ofrecer múltiples ejercicios cardiovasculares. Los ejemplos más comunes son los entrenadores elípticos, los escaladores, los entrenadores de movimiento adaptativo y mucho más. La mayoría de estos dispositivos ayudan a monitorear su frecuencia cardíaca mientras reducen más grasas corporales.

- *Entrenamiento de fuerza* - Esto es perfecto para todas las edades y reconocido como un componente vital del acondicionamiento físico. Ya sea que desee practicar el levantamiento de pesas o hacer ejercicios de resistencia al peso, puede ayudar a aumentar o mantener la masa muscular. También puede reducir el peso y desarrollar una condición corporal saludable.

Aparte de lo anterior, hay varios ejercicios para perder peso. De hecho, hay algunas personas que prefieren entrar en varios gimnasios de fitness. Para aquellos que están bastante ocupados, prefieren realizar ejercicios intensos en casa.

A medida que sigue haciendo ejercicio, su frecuencia cardíaca tiende a aumentar. Como resultado, su metabolismo también se desarrolla y las posibilidades de quemar más grasas están aumentando en gran medida. Por cada minuto de entrenamiento, puede quemar una cantidad específica de calorías. Las

calorías quemadas dependen de lo dinámico que sea el ejercicio que esté realizando. Los estudios han demostrado que mientras más calorías queme durante los ejercicios, más calorías tendrá. Por lo tanto, usted puede perder más peso en un corto período de tiempo.

Además, cuando usted continúa haciendo el entrenamiento, la glucosa se agota lentamente. Luego, el cuerpo recurre a su almacenamiento de grasa y quema la grasa interna para producir energía en reemplazo de la glucosa. Esto significa que cuando usted quema más grasa, perderá peso será notable.

Incluso si hay múltiples ejercicios para perder peso, a algunos les sigue resultando difícil lograr su objetivo final. Si usted es uno de ellos, la mejor opción que debe tomar es hacer un diario. En tu diario, tienes que anotar tus actividades diarias. También debe detallar las diferentes comidas que necesita consumir mientras realiza la capacitación. Para asegurarte de que seguirás tu plan de entrenamiento, tienes que animarte a ti mismo. También puede hacer una lista de las múltiples razones por las que opta por perder peso. De esta manera, siempre estará inspirado para realizar las actividades necesarias.

El papel de las emociones en la perdida de peso

Lo creas o no, tus emociones juegan un papel vital en tu condición de peso. Algunas veces, las personas deprimidas prefieren comer más alimentos para aliviar la sensación de incomodidad. Otros también recurren a la comida en busca de consuelo, especialmente cuando están estresados y frustrados por su trabajo. Como resultado, esta acción puede llevar a un aumento de peso. Se dice que cuanto más entienda acerca de cómo las emociones afectan sus hábitos alimenticios, mejor preparado estará para superar algunos obstáculos que se presentan para controlar su consumo diario de alimentos.

La alimentación emocional se refiere al acto de comer para sentirse mejor. La mayoría de la gente ve los alimentos como algo más que una fuente de energía corporal. A veces, disfrutan comiendo, especialmente durante su tiempo libre. No hay nada malo con este hábito. Sin embargo, usted siempre debe conocer sus limitaciones cuando se trata de la ingesta de alimentos.

La gente a menudo come para lidiar con sus malos sentimientos. Sin embargo, este hábito puede conducir a graves trastornos alimentarios, depresión, obesidad y aumento de peso. Si usted no quiere experimentar ningún problema de salud debido a la ingesta excesiva de alimentos, necesita encontrar maneras de cómo resolver este problema.

➤ *¿Cómo combatir los antojos emocionales?*

A algunas personas les resulta difícil manejar sus emociones y hábitos alimenticios. Si usted es uno de ellos, siempre debe conocer las diferentes estrategias para controlar su peso. Para su guía, aquí están:

- *Evalúe su nivel de hambre* - Antes de comenzar a comer, evalúe su nivel de hambre. De 1 a 10, diez escalas son las más altas y significa que estás lleno. Si usted se da cuenta de que su nivel de hambre está entre 3 y 10, necesita evitar comer. Sólo se puede consumir suficiente comida si el nivel de hambre es de 1 ó 2.

- *Lidiar con otras actividades reconfortantes* - En lugar de comer más alimentos mientras está estresado, trate de buscar cualquier actividad alternativa que pueda aliviar su condición actual. Los ejemplos típicos son escuchar tu música favorita, tocar un instrumento musical, charlar con tus amigos o dar un paseo.

- *Practique Ejercicio Diario* - Es innegable que el entrenamiento regular puede ayudar a reducir el peso. Pero también puede ayudar a lidiar con la ansiedad y el estrés. A través del ejercicio diario, usted puede evitar comer en exceso. Por lo tanto, usted puede manejar fácilmente sus emociones mientras desarrolla su condición de salud.

- Use la Interferencia de los Tres Alimentos - Este esquema se hace comiendo tres tipos de alimentos nutritivos primero antes de comer sus alimentos favoritos. Los alimentos saludables típicos son las verduras, el yogur, las frutas y muchos más.

Como puede ver, hay varias maneras de manejar sus emociones. Ya sea que estés deprimido o que sufras de algún problema emocional, no necesitas comer una y otra vez. Una vez que sepa cómo manejar sus emociones, no se sentirá tentado a comer más alimentos.

¿Cómo establecer objetivos?

Si desea perder peso, debe establecer su objetivo final. Usted también necesita alcanzar sus metas sin importar lo que cueste. Dice que establecer metas realistas antes de comenzar un plan de pérdida de peso ha demostrado ser efectivo.

A veces, a la gente le resulta difícil establecer metas de pérdida de peso y mantenimiento. En lugar de preocuparse por este tema, la investigación precisa es una opción ideal. También puede buscar ayuda de expertos y amigos de confianza para obtener más detalles.

Los pasos precisos para establecer las metas de pérdida de peso no son demasiado complicados. Si usted es un principiante o no, usted puede fácilmente hacer su propio plan. Para más detalles, aquí hay algunos pasos que debe conocer:

Paso 1: Comience a establecer pequeñas metas diarias - Antes de tratar de perder más libras de peso, su primera meta es reducir por lo menos una libra cada semana. Esto es más fácil de lograr que reducir más peso en un instante. Para asegurarte de que consigues este objetivo, tienes que establecer tu estado mental. Usted necesita recordarse a sí mismo acerca de su meta de entrenamientos diarios continuos y un estilo de vida saludable.

Paso 2: Haga Metas Avanzadas - Una vez que logre su primera meta, necesita subir de nivel. Por ejemplo, si ya ha alcanzado la meta de 30 minutos de caminata diarios, debe extenderla a una caminata diaria de una hora. Usted también necesita comer porciones más pequeñas en cada comida. Para obtener los mejores resultados, usted tiene que buscar asesoría de expertos.

Paso 3: Conozca su meta final - Si desea tener una figura y un peso corporal perfectos, necesita crear formas de alcanzarlo. Aparte de las rutinas diarias, usted necesita aprender a cocinar alimentos saludables, participar en programas de acondicionamiento físico y otras actividades relacionadas.

Paso 4: Organice los plazos para sus metas - Si usted nota que está continuamente alcanzando sus metas finales, tiene que recompensarse a sí mismo. Dependiendo de tus preferencias, puedes ir de compras, hacer un viaje de fin de semana, hacerte un facial y mucho más.

Paso 5: Manténgase Motivado - Aunque ya ha alcanzado su meta principal, tiene que practicar ejercicio diario y llevar un estilo de vida saludable. Esto puede ayudar a mantener su cuerpo y su peso de la manera que usted desea.

Al establecer los objetivos de pérdida de

peso y mantenimiento, siempre debe ser realista. Esto significa que usted no necesita anotar cualquier actividad, especialmente cuando realmente no puede realizarla. Durante la primera semana del programa de pérdida de peso, asegúrese de que puede hacerlo y de que tiene tiempo suficiente para realizar cualquier ejercicio relacionado.

Si usted sabe cómo establecer metas de pérdida de peso y mantenimiento, no tiene que preocuparse por sus actividades diarias. Ya que usted necesita anotar todas las actividades que necesita hacer, siempre se le guiará sobre cómo reducir más peso.

Al finalizar sus metas exactas, no necesita preguntar a sus amigos u otros expertos sobre el objetivo que realmente desea alcanzar. Por lo tanto, es fácil para usted encontrar maneras de alcanzar sus metas preferidas.

Aprendiendo a comer...

Comer bien no significa que tenga que seguir planes dietéticos estrictos. Si desea comer la cantidad y tipo de alimentos adecuados, todo lo que necesita hacer es conocer los diferentes alimentos que están cargados con nutrientes perfectos. Puede hacerlo pidiendo ayuda a los expertos o leyendo libros de salud.

> ## Alimentación adecuada para bajar de peso

Si desea perder peso, debe concentrarse en sus comidas diarias. Usted tiene que saber no sólo los alimentos que necesita comer, sino también los alimentos que pueden desencadenar su condición de peso. En lugar de preocuparse por este tema, aquí hay algunos consejos que debe tener en cuenta:

- Conozca los alimentos exactos que necesita consumir - Algunas personas

se abstienen de comer para reducir su peso. Este esquema no es aconsejable. Si tienes hambre, entonces, necesitas comer, pero con limitaciones. Si usted sigue comiendo menos cantidad de alimentos, podría sufrir de problemas de salud complicados como la fatiga.

- Consuma más verduras y frutas frescas - Los alimentos nutritivos pueden ayudarle a perder peso. Estos alimentos son perfectos en lugar de consumir comidas poco saludables todos los días. Si cambia a un estilo de vida saludable, espere perder peso y tener una condición corporal perfecta.

- Evite saltarse comidas - Si sigue saltándose comidas, puede tener más hambre en la próxima comida. Tanto como sea posible, usted necesita comer de cinco a seis veces al día. Pero, tienes que comer una pequeña cantidad. Nunca haga varias tareas a la vez y no mire televisión mientras come. Mientras come, sólo siéntese y preste atención a su

comida.

- *Beba más agua* - Su cuerpo necesita más agua. Beber más agua es muy recomendable que consumir refrescos.

Antes de comer, usted tiene que beber un poco de agua para reducir su consumo de alimentos. Esto puede ayudar a reducir más grasa corporal.

- *Haga un diario* - Hacer un diario es una manera efectiva de monitorear sus hábitos alimenticios diarios. Dependiendo de sus comidas preferidas, usted necesita anotarlo y sabrá la cantidad exacta de comida que ingiere.

- *Pruebe nuevos alimentos* - Incluso si está planeando perder peso, esto no significa que tenga que privarse de comer sus alimentos favoritos. En lugar de comer los mismos tipos de alimentos una y otra vez, usted necesita probar recetas nuevas y saludables.

- *Limpie su cocina* - Significa que

usted necesita quitar todos los alimentos que pueden destruir su dieta saludable regular. En la medida de lo posible, compre sólo algunos alimentos sugeridos por su nutricionista. Este es un excelente movimiento para evitar que comas tus papas fritas favoritas u otros alimentos poco saludables.

A través de su conocimiento sobre cómo comer bien, usted no tiene que preocuparse por su peso y condición corporal. Usted puede motivarse fácilmente para reducir más grasa. Si usted todavía está confundido sobre cómo comer bien, es libre de consultar a su nutricionista.

Tome nota de que no hay nada malo en que usted coma alimentos. Sólo asegúrese de que está comiendo las correctas y saludables. También debe controlar su ingesta diaria para evitar el aumento de peso. Si estás motivado y comprometido con tu objetivo específico, puedes lograrlo sin importar lo que cueste.

Alternativas para la perdida de peso

Para perder peso, algunas personas prefieren comprar suplementos o píldoras. Otros también desean someterse a varios procedimientos quirúrgicos. Cualesquiera que sean las opciones que usted tome, usted tiene que estar más informado sobre cómo funcionan.

Si desea depender de las píldoras para perder peso, debe examinar cada uno de los suplementos disponibles en el mercado. En algunos casos, las personas prefieren obtener píldoras caras pensando que son más efectivas en comparación con las baratas. Ya sea que elija tipos asequibles o caros, no puede determinar fácilmente su función exacta si no entiende sus diversos ingredientes.

Antes de comprar cualquier píldora o

suplemento, la mejor opción que debe tomar es comenzar a leer sus comentarios. Al leer los comentarios, usted tiene que navegar no sólo uno, sino varios sitios web. Cuantas más reseñas lea, más posibilidades tendrá de obtener información más valiosa. Para asegurarse de que usted obtenga un tipo ideal de píldora para bajar de peso, es mejor buscar la ayuda de expertos. También puede preguntar a sus médicos sobre la marca exacta y el tipo de píldora que necesita tomar.

Debido a que el dinero juega un papel vital en la compra de píldoras efectivas para perder peso, usted no necesita depender de una muy cara. De hecho, hay varias píldoras o suplementos que son baratos, pero vienen con resultados efectivos. Sólo asegúrese de comparar una píldora con otra para una compra perfecta.

Si desea comprar píldoras a través de planes locales o en línea, asegúrese de examinar su tienda preferida. Algunas tiendas son eficaces y otras no. Para asegurarse de que nunca será engañado por ningún proveedor de estafas, lea siempre los diferentes testimonios de sus clientes anteriores y actuales. Esto puede ayudarle a decidir si su tienda deseada le ofrece un suplemento ideal o no.

➤ *¿Qué tan efectiva es la cirugía para perder peso?*

Para aquellos que pueden permitírselo, prefieren depender de procedimientos quirúrgicos para eliminar el exceso de grasa corporal. Si usted es uno de ellos, tiene que encontrar al mejor cirujano. La búsqueda del mejor cirujano no es demasiado difícil. Puedes encontrar uno pidiendo ayuda a tus amigos de confianza. También puede leer algunos comentarios en línea para obtener un cirujano confiable.

Los procedimientos quirúrgicos para bajar de peso también son efectivos. Sin embargo, usted tiene que seguir las prescripciones de su cirujano antes y después de la cirugía. Usted también necesita estar más consciente con sus actividades diarias para evitar cualquier efecto secundario.

Ya sea que desee someterse a procedimientos quirúrgicos, tomar píldoras o practicar la forma natural de perder peso, puede obtener los resultados que prefiera. Sólo asegúrese de que sabe cómo hacerlo con precisión para asegurar resultados positivos.

Conclusión

¿Tiene un exceso de grasa corporal? Si la respuesta es afirmativa, es probable que usted tenga su propia razón por la cual opta por quemar más grasa y lograr una condición perfecta de peso corporal. ¿Por qué la gente prefiere perder peso? Una figura corporal ideal y una condición de peso ofrecen múltiples beneficios.

> ## Otros beneficios de la pérdida de peso

- Parezca Sexy y Atractivo - Si usted sigue preguntando por qué la mayoría de las personas prefieren perder peso, la mayoría de ellos dan respuestas similares. Tanto los hombres como las mujeres desean reducir más grasa corporal para hacerlos más atractivos.

- Luzca más saludable y activo - Si está planeando perder peso, necesita comer alimentos nutritivos como frutas y verduras. Como resultado, usted logrará una figura corporal perfecta al mismo tiempo que obtiene el beneficio de practicar un estilo de vida saludable.

- Ahorra más dinero - Cuando usted está perdiendo peso, necesita consumir alimentos saludables. Por lo tanto, usted no necesita comprar ningún alimento que pueda destruir sus hábitos alimenticios. Esto puede ayudarle a ahorrar más dinero.

- Sepa cómo manejar su condición de salud - Si desea perder peso, probablemente debería empezar por consultar a su médico. A través de esto, usted aprenderá varias cosas sobre cómo perder peso y cómo vivir saludablemente.

Con los diversos beneficios de la pérdida de peso, se anima a todos a lidiar con programas dietéticos y de entrenamiento confiables. Al igual que otros, usted no necesita depender de múltiples programas. Aunque sigas participando en varias actividades, nunca será efectivo si no tienes autocontrol o motivación. Por lo tanto, asegúrese de seguir siempre su horario para asegurar resultados efectivos.

El control de la pérdida de peso no es demasiado complicado. Si usted tiene una meta específica, todo lo que necesita hacer es encontrar maneras de cómo alcanzarla. A través de la ayuda del control de la pérdida de peso, usted es guiado a las actividades específicas que necesita hacer. Usted también sabrá los diferentes alimentos que necesita comer.

Para los principiantes, puede resultarles difícil seguir sus horarios. Sin embargo, si están ansiosos por alcanzar su meta, todo saldrá bien. Esta es la razón por la que la mayoría de las personas prefieren perder peso utilizando un programa especial de control.

¿Está preocupado por su exceso de

grasa? Si es así, entonces, no necesita sufrir sus consecuencias. No permita que otras personas lo intimiden sólo por su apariencia física. Si usted es obeso, entonces, necesita encontrar maneras de resolver esto a mano. A través de la práctica de un plan de pérdida de peso y la gestión, todo estará en buenas condiciones. Después de varias semanas y meses, se dará cuenta de que está perdiendo más grasa.

Ya sea que desee perder peso o simplemente mantener una figura corporal saludable, siempre hay una manera específica de cómo lograr ese objetivo. Después de quemar más grasa, usted tiene confianza para enfrentar a otras personas. Usted también es libre de usar la ropa que desee.

Al seguir estas diferentes guías, usted es libre de hacer todo lo que quiera. Así que, ¡comience a cambiar su actividad diaria ahora! Aprenda cómo practicar un estilo de vida saludable y vea cómo afecta su condición de peso.

Verse y sentirse bien consigo mismo es posible. Aunque puede parecer una tarea desalentadora, con la orientación adecuada, se hará mucho más simple. Mientras usted establezca una rutina efectiva y la siga diariamente, seguramente experimentará resultados. ¡No te avergüences más de ti mismo!. Comience a disfrutar de su vida y comience a vivir un estilo de vida más saludable.

Ahora sí, te deseo lo mejor en tus resultados, y recuerda, todo es práctica; no te sirve de nada la teoría sin acción.

Un fuerte abrazo, tu amiga, Jessy!

Por cierto, cuando logres conseguir tus resultados poco a poco, te recomiendo mucho, si deseas aprender mucho más acerca de métodos de bajar de peso, mi libro, sobre "Aprende a aumentar al máximo tu metabolismo", es un libro que estoy segura de que te ayudara mucho en tu camino de la "buena salud".

Sin más dilación, puedes encontrarlo en el buscador de Amazon, por su titulo ó buscando mi nombre, como: "Jessy M. Brown"... Una vez más te deseo éxito en tus resultados!

www.ingramcontent.com/pod-product-compliance
Lightning Source LLC
Chambersburg PA
CBHW070839310526
45788CB00018B/2605